Lila LEKHAL
Razika BOUKERT

Contribuição para o estudo geral do rato e das suas zoonoses

Lila LEKHAL
Razika BOUKERT

Contribuição para o estudo geral do rato e das suas zoonoses

Estudo Geral sobre o Rato e as suas Zoonoses

ScienciaScripts

Cover image: www.ingimage.com

This book is a translation from the original published under ISBN 978-620-6-72370-7.

Publisher:
Sciencia Scripts
is a trademark of
Dodo Books Indian Ocean Ltd. and OmniScriptum S.R.L publishing group

120 High Road, East Finchley, London, N2 9ED, United Kingdom
Str. Armeneasca 28/1, office 1, Chisinau MD-2012, Republic of Moldova, Europe
Printed at: see last page
ISBN: 978-620-8-14282-7

REPÚBLICA DEMOCRÁTICA E POPULAR DA ARGÉLIA MINISTÉRIO DO ENSINO SUPERIOR E DA INVESTIGAÇÃO CIENTÍFICA

وزارة التعليم العالي و البحث العلمي

UNIVERSIDADE BLIDA1

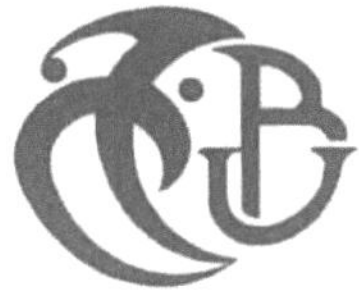

INSTITUTO DE CIÊNCIAS VETERINÁRIAS

APRESENTADO

DR LEKHAL LILA & DR BOUKERT RAZIKA

CONTRIBUIÇÃO PARA O ESTUDO GERAL DO RATO E DAS SUAS ZOONOSES

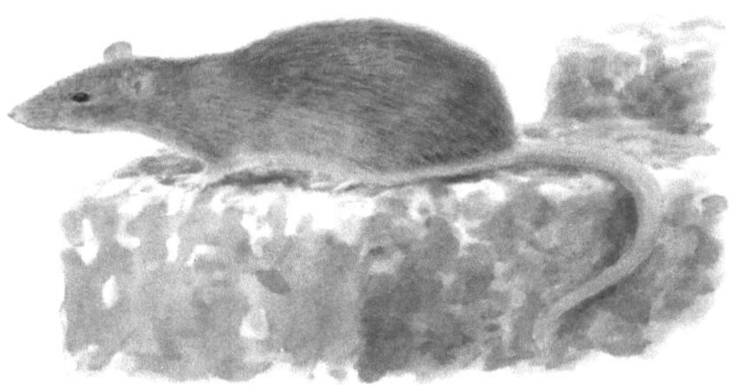

PREÂMBULO

Este livro apresenta todos os conhecimentos disponíveis até à data sobre a espécie do rato e certas zoonoses relacionadas. Destina-se a estudantes de veterinária, veterinários, técnicos e veterinários em exercício. Destina-se igualmente aos médicos e técnicos de saúde pública e aos municípios responsáveis pelos programas de desratização. Abrange os principais temas relativos à ratazana (biologia, diversificação, desratização e principais zoonoses, todos desenvolvidos com a ajuda de numerosas fotografias).

Dr. LEKHAL L.

Dr. BOUKERT R.

ÍNDICE DE CONTEÚDOS

INTRODUÇÃO GERAL

As ratazanas são roedores que vivem na proximidade dos seres humanos. Estes animais competem diretamente com os seres humanos pela alimentação, atacando as culturas e os produtos armazenados. De acordo com a Organização Mundial de Saúde (OMS), 20% dos alimentos produzidos no mundo são destruídos por ratos. Para além destes danos, a ratazana pode ser considerada o inimigo público número 1 da saúde pública, pois é responsável pela transmissão de mais de 40 tipos diferentes de doenças. A mortalidade associada à transmissão de doenças pelas ratazanas é muito elevada. Calcula-se que, nos últimos 10 séculos, estas doenças tenham causado mais mortes do que todas as guerras que ocorreram no planeta e, mais recentemente, só no último século, cerca de 10 milhões de mortes foram atribuídas às ratazanas.

CAPÍTULO I

INFORMAÇÕES GERAIS SOBRE A RATAZANA

1.1. Roedores em

Os roedores (Rodentia) são uma ordem de mamíferos que se caracteriza por uma dentição constituída por um par de incisivos de crescimento contínuo em cada maxilar. Esta dentição particular permite-lhes escavar galerias, roer os alimentos e defenderem-se. Existem 2227 espécies de roedores, que ocupam todo o planeta, exceto a Antárctida e algumas ilhas oceânicas. O termo "ratazana" é geralmente utilizado para designar os roedores do género Rattus, pertencentes à família Muridae, subfamília Murinae, caracterizados por 3 dentes jugais tuberculados, membros posteriores sem membrana e cauda nua ou pouco peluda.

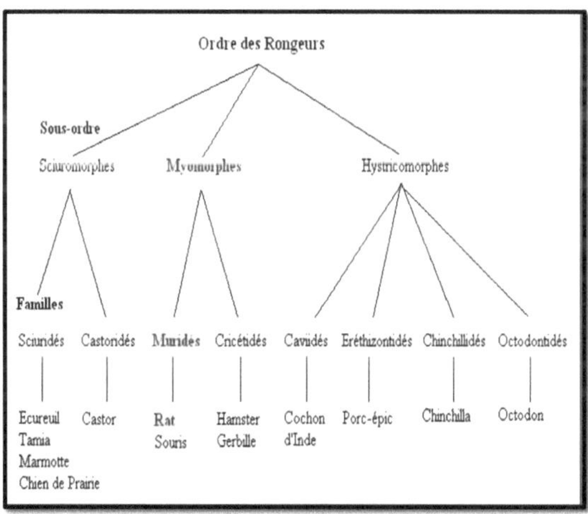

Figura 1: Classificação dos roedores (Tremblay, 2001).

1.2. O género Rattus "rato

O género Rattus (a ratazana) compreende mais de 66 espécies, a maioria das quais se encontra no Sudeste Asiático e na Eurásia, e duas que se encontram espalhadas por todo o mundo: Rattus Rattus e Rattus Norvegicus. De acordo com Musser e Carlton (2005), as espécies pertencentes ao género Rattus podem ser divididas em sete (7) grupos:

1. O grupo **Norvegicus**, que inclui o Rattus Norvegicus e várias outras espécies.

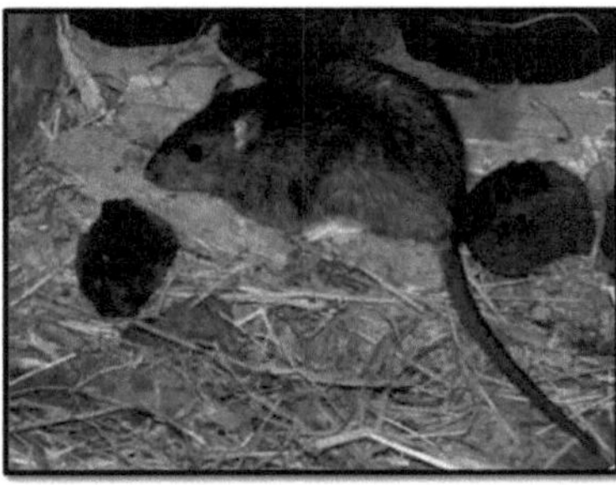

Figura 2: Nomes comuns: Francês: Surmulot - Inglês: Rato da Noruega - Árabe: Jerd el matha'ib (Ahmim, 2019)

2. O grupo **Exulans** inclui apenas Rattus Exulans (o rato da Polinésia).

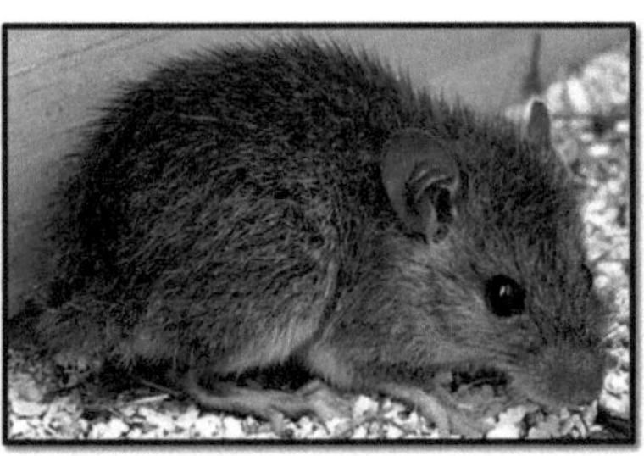

Figura 3: Rattus exulans (www.cabidigitallibrary.org/doi/10.1079/cabicompendium.46834)

3. O grupo **Rattus**, que inclui Rattus rattus, rato preto ou rato de telhado, e Rattus tanezumi (rato de Tanezumi) e um grande número de espécies relacionadas.

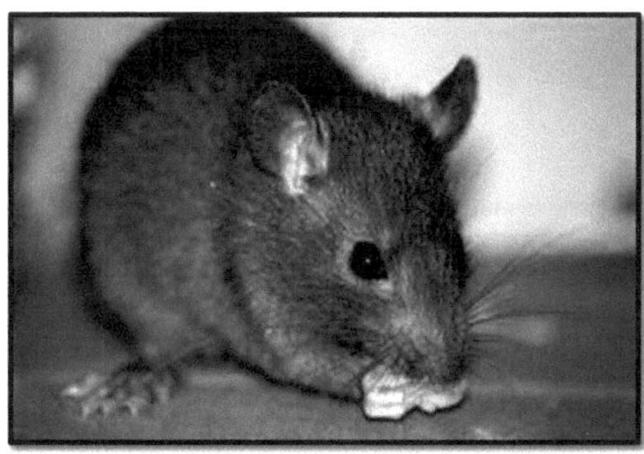

Figura 4: Nomes comuns: Francês: Rat noir - Inglês: Rato preto - Árabe: Jerdoub - Berbere: Agherdha (Ahmim, 2019)

4. Um grupo **nativo da Austrália**, incluindo Rattus fuscipes (rato do mato).

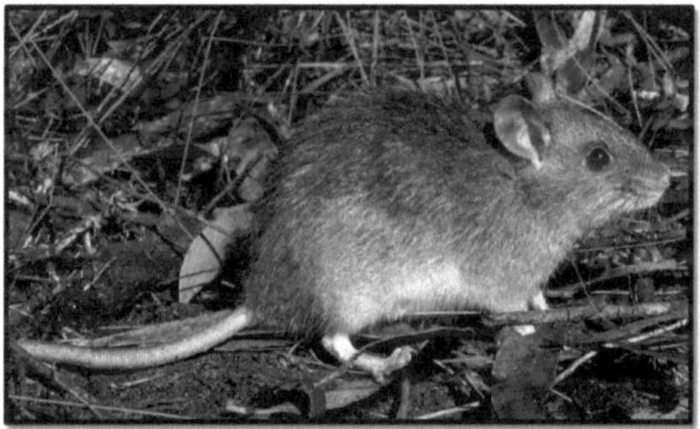

Figura 5: Rattus fuscipes

(https://australian.museum/learn/animals/mammals/bush-rat/)

5. O grupo **da Nova Guiné**, constituído por Rattus leucopus (ratazana do Cabo), e

Rattus praetor (rato espinhoso grande da Nova Guiné).

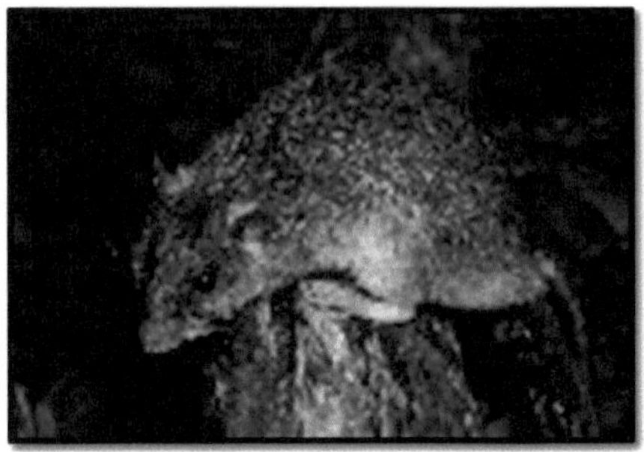

Figura 6: Rattus leucopus https://apps.des.qld.gov.au/species-search/details/?id=742

6. O grupo das **Sulawesianas**, constituído por Rattus xanthurus (ratazana de cauda amarela).

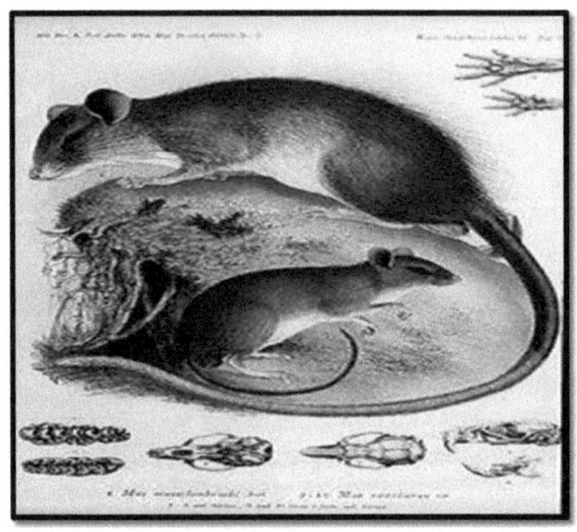

Figura 7: Rattus xanthurus https://animalia.bio/index.php/fr/yellow-tailed-rat

7. O último grupo inclui espécies pertencentes ao género Rattus, cuja história filogenética ainda não foi estabelecida.

1.3. Dados biológicos gerais para ratos

Os principais dados biológicos da ratazana são apresentados no quadro seguinte:

Quadro 1: Dados anatomo-fisiológicos do rato (Tremblay, 2001).

Longevidade	2 a 7 anos, 3 anos em média
Peso adulto feminino, masculino	225 a 350g ; 267 a 520g
Peso à nascença	5 a 6g
Comprimento do corpo	35 a 50 cm
Comprimento da cauda	17 a 23 cm
Temperatura corporal	35,9 a 38,0°C
Frequência cardíaca	250 a 495 batimentos / min
Frequência respiratória	70 a 145 movimentos / min
Consumo diário de alimentos para um adulto	15 a 20g
Consumo diário de água para um adulto	22 a 33mL
Produção diária de fezes	9 a 15g
Diurese diária	13 a 23mL

Os ratos vivem a uma temperatura óptima de 22°C, com uma amplitude térmica de 18 a 27°C e um nível de humidade de 30 a 70%. Os ratos não suam porque não têm glândulas sudoríparas, pelo que não toleram o calor.

1.4. Estrutura social (Hierarquia)

As ratazanas são animais sociais e, no seu habitat natural, organizam-se em colónias. A sua densidade permanece baixa, com um único macho a monopolizar a toca e as fêmeas. No entanto, num ambiente mais rico, especialmente urbano, a densidade de ratos aumenta e estes organizam-se em clãs de vários machos e várias fêmeas, sem territorialidade estrita. No entanto, quando os ratos jovens atingem a maturidade ou quando um novo congénere entra na colónia, os indivíduos dominantes beneficiam mais da alimentação e da cópula.

1.5. Distribuição das actividades no espaço e no tempo

A ratazana, nomeadamente a Rattus Norvegicus, é muitas vezes considerada como um animal sujo porque vive nos esgotos e alimenta-se de lixo. No entanto, este roedor passa 40% das suas horas de vigília na casa de banho; é um animal limpo que se limpa várias vezes por dia. As ratazanas são animais cautelosos e passam cerca de 5% do seu tempo a explorar e a deslocar-se regularmente no seu ambiente. Finalmente, o sono ocupa 60% do tempo de um rato.

1.6. Habitat

A ratazana é uma espécie de roedor genuinamente classificada como um roedor comensal humano "dependente do homem para satisfazer as suas necessidades nutricionais". Por conseguinte, tem um impacto negativo significativo na sociedade humana e na economia.

1.7. Comportamento

A ratazana é um roedor monogástrico miomórfico que pratica a coprofagia. É um omnívoro que se alimenta naturalmente de restos e reservas de alimentos destinados ao consumo humano, alimentando-se também de pequenos invertebrados, frutos, grãos, ovos e gramíneas. O estômago do rato é pequeno, com uma crista que separa a parte glandular da parte aglandular e uma cárdia resistente. Estas caraterísticas do estômago impedem a ratazana de vomitar e obrigam-na a dividir as suas refeições durante o dia.

1.8. neofobia

Ao contrário dos ratinhos, as ratazanas comensais manifestam neofobia. De facto, ao encontrar um novo alimento, a ratazana tende a consumir uma pequena quantidade e a aumentar gradualmente o seu consumo até estar completamente livre desta neofobia. As investigações mostraram que as ratazanas podem mesmo ser influenciadas pelo odor de uma ratazana que tenha ingerido um determinado alimento, e também considerar um alimento desconhecido cheirado no hálito de outra ratazana como um alimento conhecido. Galef et al (1988) demonstraram que esta aprendizagem social estava ligada à presença de dissulfureto de carbono no hálito. Além disso, as informações sobre os alimentos podem ser transmitidas pela mãe aos seus descendentes através do leite materno. A neofobia também é observada nas ratazanas durante os seus movimentos diários e m busca de água e comida. As ratazanas seguem sempre os mesmos caminhos, preferindo percursos cobertos e espreitando nas paredes.

1.9. Comportamento reprodutivo

Segundo Hinds et al (2003), nascem todos os dias quase milhões de ratos nos países em desenvolvimento; de facto, um único casal de ratos pode ser responsável pelo nascimento de mais de 3,5 milhões de ratos em três anos. Tanto nos machos como nas fêmeas, a puberdade é atingida entre 45 e 75 dias de idade, o O ciclo estral das fêmeas dura cerca de 4 a 5 dias, consistindo em 2 dias de diestro, 12 a 18 horas de proestro e depois 24 a 36 horas de estro. A recetividade sexual dura cerca de 12 a 20 horas a partir da ovulação, que ocorre cerca de 4 a 6 horas após o fim do proestro. Na presença de um único macho, os ciclos das fêmeas são sincronizados (efeito Whitton). A população de ratazanas é estimada em 1 ratazana por habitante na França continental, e mesmo 5 ratazanas por habitante na Reunião.

1.10. Controlo da população de ratos

Nas cidades, a taxa de mortalidade anual de uma população de ratazanas situa-se entre 91 e 97%. A população atinge o equilíbrio quando os mortos são substituídos por novos nascimentos, pelo que a população de ratazanas se renova rapidamente. O controlo da população de ratazanas nas cidades baseava-se antigamente na utilização de veneno para ratazanas, na sequência de queixas dos cidadãos. A utilização de anticoagulantes foi desenvolvida na década de 1940. "Além disso, as populações de roedores desenvolveram uma resistência genética adquirida a estes anticoagulantes ao longo do tempo. Recentemente, foi adaptada uma nova estratégia de controlo das populações de roedores (**programa de gestão integrada**), baseada numa abordagem em cinco fases;

1. Identificação das espécies de roedores.
2. Inspeção: investigação no local para estabelecer medidas de controlo.
3. Estabelecer um limite de tolerância; trata-se do nível máximo de infestação tolerado de um ponto de vista sanitário, económico e mesmo estético.
4. Controlo: reduzir a população de roedores para um nível aceitável através da aplicação de quatro medidas de controlo:

• medidas de limpeza ambiental; medidas de saúde pública e medidas para excluir ou impedir o acesso.

• medidas mecânicas; utilização de armadilhas para apanhar ratos.

• medidas biológicas, utilização de espécies predadoras.

• medidas químicas; utilização de veneno para ratos e venenos.

5. Acompanhamento e avaliação da eficácia; realização de inquéritos periódicos para estimar a população de ratos, a fim de avaliar o programa de gestão adotado e de o corrigir.

Apesar das vantagens deste programa de gestão, a sua aplicação no terreno é pesada e dispendiosa, pelo que os municípios e as cidades tendem a controlar a população de ratazanas utilizando veneno para ratazanas com base nas queixas dos cidadãos (um programa não integrado). Além disso, a exterminação incompleta de uma população de ratazanas pode provocar um aumento temporário da dimensão da colónia devido a uma reprodução maciça compensatória.

CAPÍTULO II
RATTUS RATTUS E RATTUS NORVEGICUS

2.1. Origem

Os fósseis mais antigos atribuídos ao género Rattus foram descobertos na Tailândia, em locais do Pleistoceno. O aparecimento do género Rattus remonta ao Plioceno Médio (há 3,5 milhões de anos [Ma]), tendo a espécie R. norvegicus divergido de uma população ancestral presente na Ásia há 2,8 Ma, enquanto a espécie R. rattus é mais recente, datando de há 400 000 anos. Estas duas espécies invasoras encontraram-se numa data posterior, durante as suas respectivas migrações.

2.1.1. Rattus Rattus

Pensa-se que o rato preto se diferenciou na Índia, mais concretamente no subcontinente indiano e, mais particularmente, na região do Ganges e na costa oriental. Os primeiros fósseis atribuídos ao R. rattus foram descobertos em sítios do Pleistoceno Médio na Tailândia e em Java. O rato preto começou por ser um comensal humano no vale do Indo. Foi depois introduzido no Oceano Índico, no Mar Vermelho e no Mediterrâneo por navios árabes, chegando ao Egito, à Turquia e à Europa,

Na Argélia, historicamente, em 1858-1867, o R. rattus foi registado em Bougara (Larbâa), Guellabou (Larbâa), Larbâa (Blida). Em 1869, em Guelma. Em 1912, em Argel. Em 1937, em Ain Defla, Arrib perto de Ain Defla, Beni Ounif, Boumedfâa.

2.1.2. Rattus Norvegicus

Pensa-se que a ratazana castanha teve origem na China central ou meridional, ou no norte da China e na Mongólia, enquanto que linhagens diferentes e posteriores podem ser encontradas em todos os continentes.

Na Argélia, o surmulot foi registado: Em 1858, em Argel, e em 1867 em Mostaganem. Em 1885, em EL-Arbâa (Blida). Em 1888, em Skikda. Em 1932, em Constantine. Em 1979, foi registada nas ilhas Habibas (Oran), Messerghine, Oran, Ain Temouchent e Es-Sennia.

2.2. Coabitação entre Rattus Rattus e Rattus Norvegicus

A ratazana preta (Rattus rattus) e a ratazana castanha (Rattus norvegicus) parecem ter ocupado o nosso planeta, quer em zonas urbanas, quer em zonas rurais. Está também provado que a invasão do território da ratazana preta por ratazanas castanhas de maiores dimensões obriga estas últimas a abandonar os seus ninhos e a refugiar-se em zonas mais altas, deixando assim de beneficiar dos alimentos no solo. Atualmente, a ratazana castanha ocupa as grandes cidades, enquanto a ratazana preta é expulsa para as periferias e para os espaços verdes.

2.3. Descrição

2.3.1. Rattus Rattus

Também conhecido como rato preto, este grande roedor tem uma cabeça fina e alongada, orelhas bem desenvolvidas e uma cauda escamosa e sem pêlos, mais comprida do que o corpo. A sua pelagem fina é de cor variável, geralmente cinzento-ardósia no dorso, por vezes com um brilho avermelhado ou prateado, e cinzento mais ou menos escuro no ventre, ou mesmo amarelado ou branco. O crânio é globular com cristas temporais curvas. É um animal essencialmente noturno.

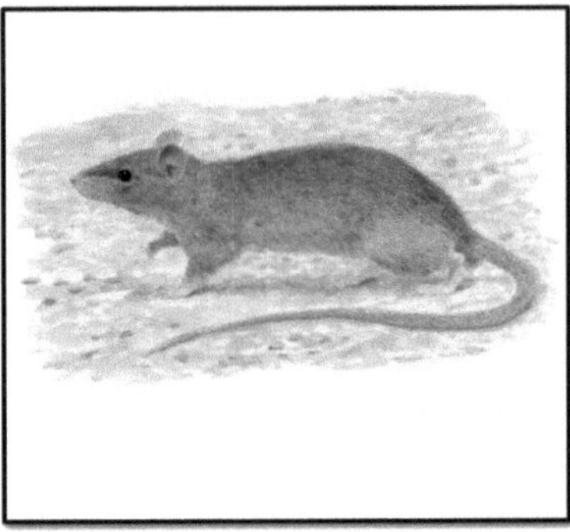

Figura 8: Rato preto (LE BERRE M., 1990)

2.3.2. Rattus Norvegicus

O rouxinol-da-noruega é uma espécie social em que a família se torna um grupo social hierárquico. Tem uma necessidade de humidade muito maior do que o R. rattus e não pode, nomeadamente, passar sem beber (mesmo água salgada), o que limita a sua distribuição a habitats humanos em zonas áridas. Frequenta caves, esgotos, margens de canais e portos. Nada bem debaixo de água. É um comensal próximo do homem. Cava tocas com várias entradas, constituídas por galerias com reservas e ninhos esféricos. É ativo ao anoitecer e ao amanhecer.

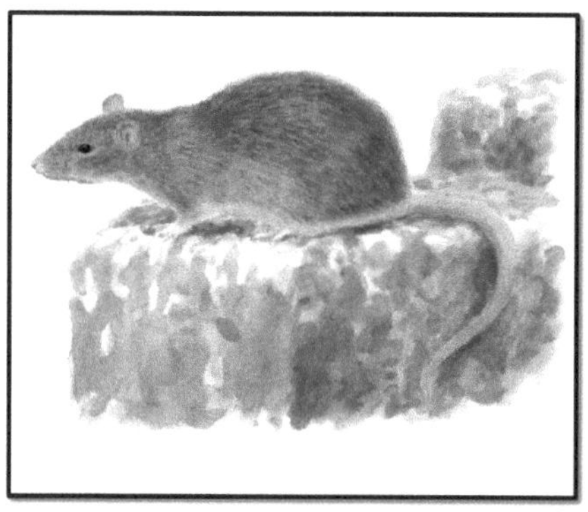

Figura 9: Rato da Noruega - (LE BERRE M., 1990)

2.4. Diferença morfológica entre R. Rattus e R. Norvegicus

Estas duas espécies diferem morfologicamente em termos de comprimento da orelha e da cauda, tamanho do corpo e preferências ecológicas ligeiramente diferentes. A filogenia molecular recente mostra que a ratazana preta e a ratazana castanha não estão estreitamente relacionadas.

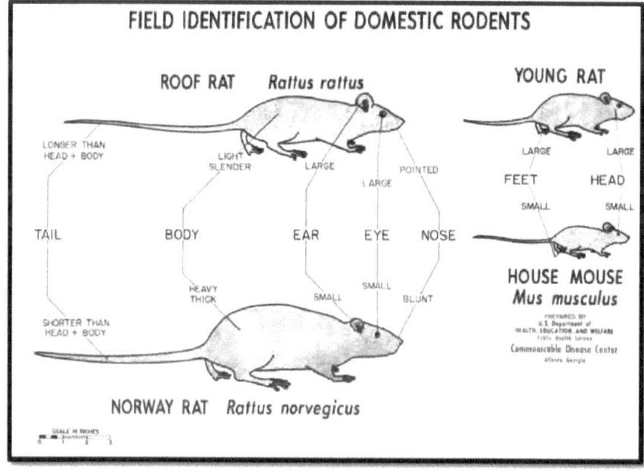

Figura 10: Diferença morfológica entre R. Rattus e R. Norvegicus (http://entomology.ifas.ufl.edu/fasulo/vetor/)

R. O Rattus e o R. Norvegicus podem ser distinguidos no campo através da comparação das suas medidas corporais: cabeça e corpo, cauda, orelha e pé.

Quadro 2: Medidas corporais em milímetros para ratos **(Ahmmim, 2006)**

	T+C	Q	P	OU
Rattus Rattus	24-27	20,5-21	4-4,3	2-2,3
Rattus Norvegicus	12-20	15-23	2,9-4,2	1,7-2,5

T+C: comprimento da cabeça + corpo, Q: comprimento da cauda, P: comprimento do pé, OR: comprimento da orelha.

Para medir a cabeça e o corpo, colocar o animal em posição dorsal, fixar o nariz com um alfinete, colocar um segundo alfinete do lado do ânus e medir a distância entre o topo do nariz e o ânus. Para medir o comprimento da cauda, medir a distância entre o ânus e a ponta da cauda (figura 11).

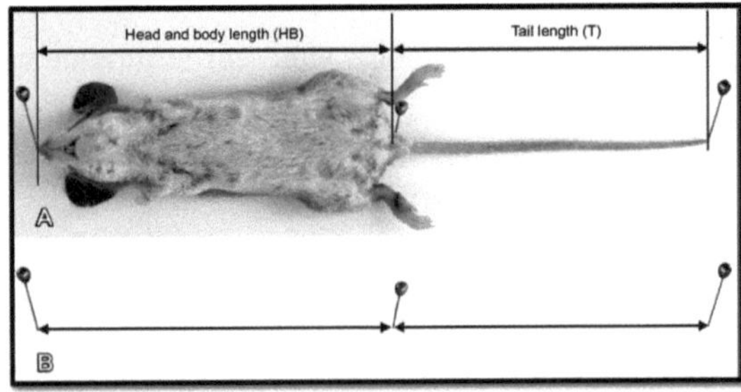

Figura 11: medidas da cabeça, do corpo e da cauda **(Herbreteau, V.; 2011)**

Para o pé, medir a distância entre o dedo médio do pé e a parte de trás do calcanhar (Figura 12).

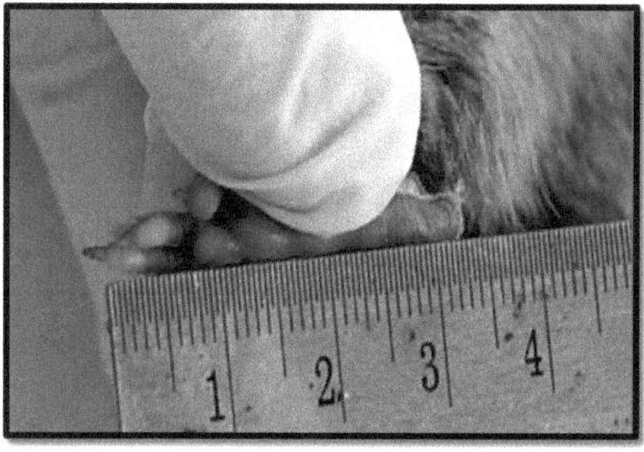

Figura 12: Medidas do pé **(Herbreteau, V.; 2011)**

Para determinar o comprimento da orelha, inserir a extremidade zero da régua no interior da orelha e medir a distância entre a base e a ponta da orelha (Figura 13).

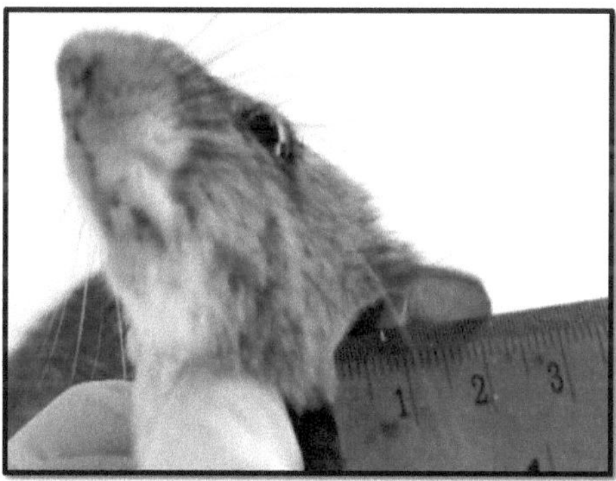

Figura 13: Medição da orelha **(Herbreteau, V.; 2011)**

O crânio também pode ser medido com um paquímetro para comparar roedores em geral; a distância da parte de trás do crânio à ponta do nariz pode ser medida (Figura 14).

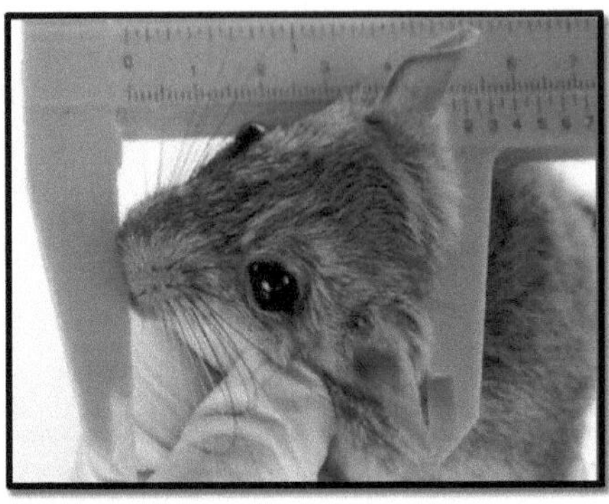

Figura 14: Medidas do crânio **(Herbreteau, V.; 2011)**

CAPÍTULO III
RATOS E ZOONOSES

3.1. leptospirose

A leptospirose é uma doença reemergente e é considerada uma das doenças infecciosas mais disseminadas no mundo. É também reconhecida pela OMS como uma das doenças tropicais negligenciadas do mundo, com potencial epidémico suscetível de ter um impacto significativo na saúde pública. A leptospirose afecta mais de um milhão de pessoas em todo o mundo, com 60.000 mortes por ano. A infeção é causada por espiroquetas Leptospira spp. que infectam tanto os seres humanos como os animais.

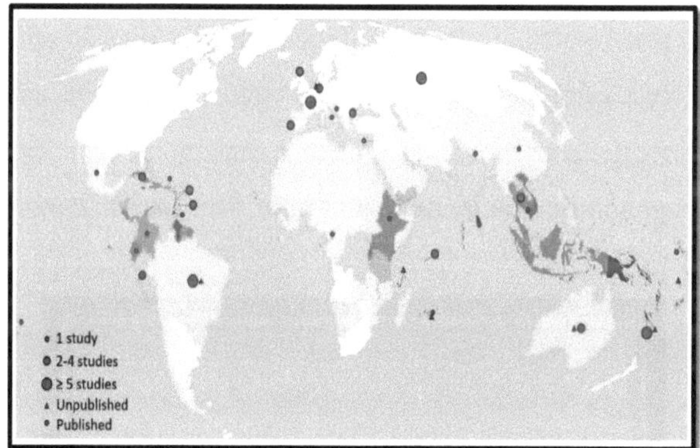

Figura 15: Morbilidade anual estimada da leptospirose a nível mundial, mapa publicado em 2015 - a incidência anual da doença é representada por um gradiente de cor exponencial de branco (0-3), amarelo (7-10), laranja (20-25) a vermelho (mais de 100), em casos por 100.000 habitantes. Os círculos e triângulos indicam o país de origem do estudo publicado.

3.1.1. A bactéria

Estas são as espiroquetas mais pequenas que se conhecem. As suas pontas são pontiagudas e uma ou ambas são dobradas em formas distintas de gancho. Dependendo da estirpe, o seu tamanho varia entre 6 e 20 µm de comprimento, por vezes mais, para um diâmetro de cerca de 0,1 µm.

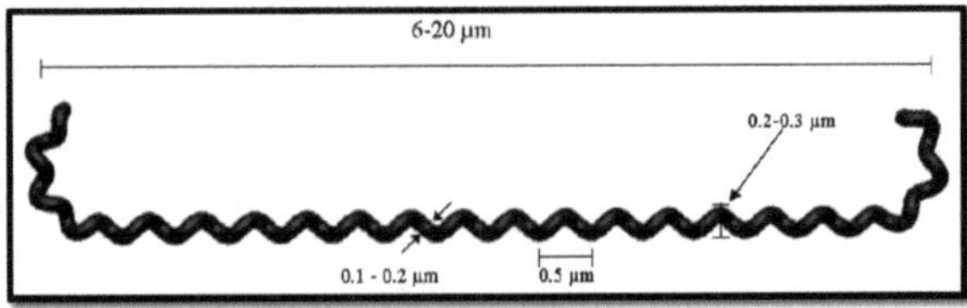

Figura 16: Vista lateral, representação esquemática da estrutura da Leptospira. **(Jirasak, W et al, 2009)**

As leptospiras podem efetuar três tipos de movimento: rotação em torno do seu eixo central, progressão linear e movimentos circulares. São bactérias altamente móveis com propriedades invasivas, sendo a sua mobilidade dita ser ≪ tipo saca-rolhas ≫ permitindo-lhes entrar no corpo sem causar danos ou reacções inflamatórias.

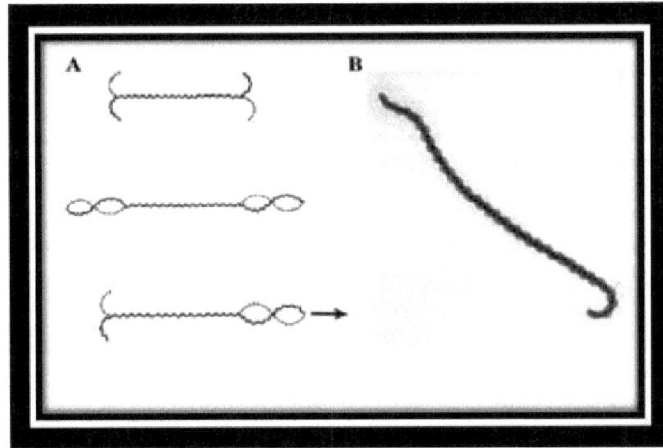

Figura 17: Movimento de leptospiras (A) **(Charon, N.W et al, 2002)** e microscopia eletrónica de Leptospira biflexa (B) (http://www.pasteur.fr/recherche/Leptospira/Leptospira.html).

3.1.2. Classificação das leptospiras

3.1.2.1. Classificação serológica

Esta classificação foi estabelecida antes de 1989 e baseia-se na resposta humoral induzida num indivíduo infetado (produção de anticorpos).

Nesta classificação, o género Leptospira divide-se em duas espécies:

-Leptospira biflexa (saprófita)

-Leptospira interrogans (patogénica)

As espécies são divididas em serovares, que por sua vez são agrupados em serogrupos de acordo com a sua proximidade antigénica (Figura 18).

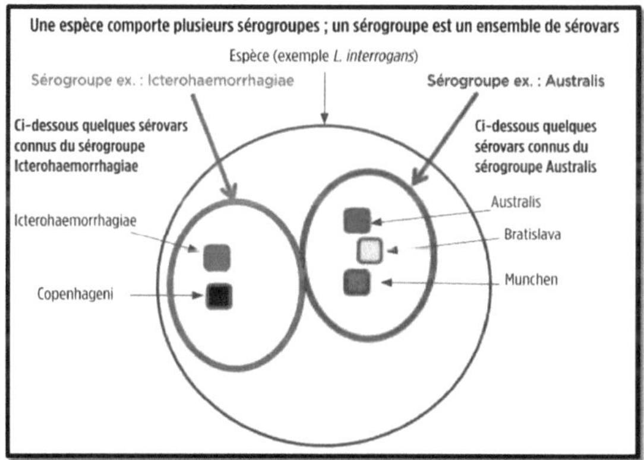

Figura 18: Panorâmica simplificada da sistemática das leptospiras **(Kodjo, A., 2017)**

As leptospiras estão divididas em mais de 250 serovares agrupados em mais de 32 serogrupos.

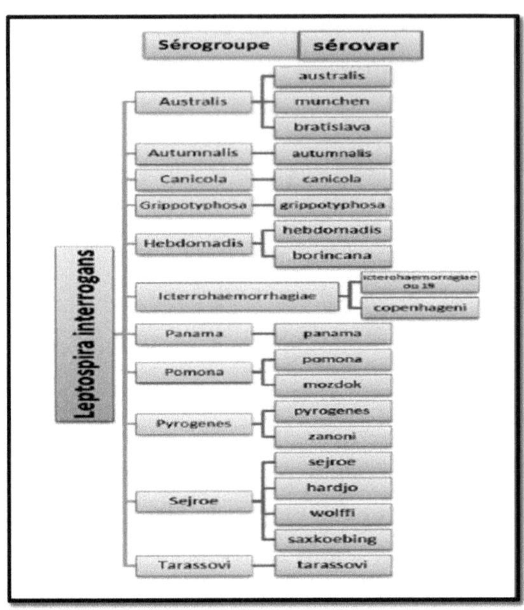

Figura 19: Serogrupos e serovares patogénicos mais importantes **(Nennig, M., 2012)**

3.1.2.2. Classificação genómica

Desde 1987, os estudos de hibridação ADN-ADN alteraram radicalmente a taxonomia das leptospiras. As espécies de Leptospira são classificadas com base em análises filogenéticas de dados de sequências de ADN. As espécies de Leptospira dividem-se em três grupos: patogénicas, saprófitas e um grupo intermédio.

Quadro 3: Apresentação das espécies genómicas de leptospiras descritas em função da sua patogenicidade **(Marquez, A., et al, 2017)**

Agentes patogénicos	L. interrogans, L. kirschneri, L. borgpetersenii, L. santarosai, L. noguchii, L. weilii, L. alexanderi, L. kmetyi, L. alstonii, L. mayottensis
Intermediários	L. inadai, L. broomii, L. fainei, L. wolffii, L. licerasiae
Saprófitas	L. biflexa, L. wolbachii, L. meyeri, L. vanthielii, L. terpstrae, L. idonii, L. yanagawae

3.1.3. Reservatórios de leptospiras e contaminação

A bactéria é mantida em muitos hospedeiros animais selvagens e domésticos. Os roedores, o gado bovino e os cães são considerados a principal fonte de infeção humana, mas sabe-se que os ratos são a principal fonte da maioria dos casos de leptospirose humana, sendo considerados hospedeiros assintomáticos crónicos de Leptospira spp. que excretam a bactéria um mês após a sua infeção inicial com uma concentração elevada de 10^7 leptospiras/ml, e reservatórios de L. interrogans em particular. As leptospiras infectam e persistem cronicamente nos rins dos hospedeiros reservatórios, sendo depois excretadas na urina, onde podem sobreviver durante dias a meses no ambiente. Os seres humanos são geralmente contaminados quer através do contacto com animais portadores quer através de solo, esgotos ou água contaminados.

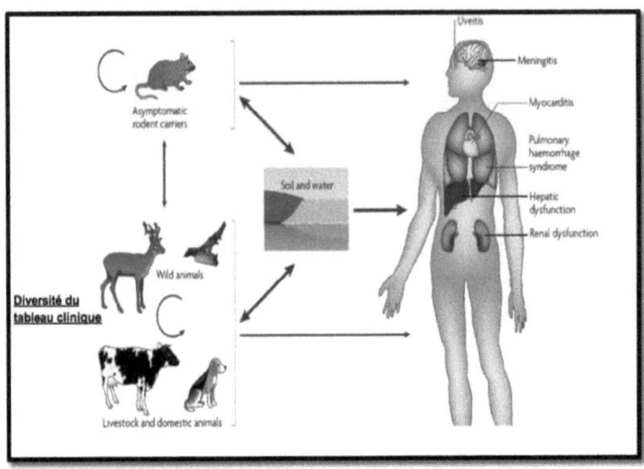

Figura 20: Como a leptospirose é transmitida **(Ko, A.I., et al, 2009).**

A sobrevivência das leptospiras depende do pH, da temperatura, da eventual presença de compostos inibidores e da radiação ultra-violeta (luz solar direta). Estas bactérias podem sobreviver até três semanas em solo encharcado após uma estação de chuvas. Em solo contaminado com urina de rato infetado, podem sobreviver até duas semanas.

Quadro 4: Tempo de sobrevivência das leptospiras em diferentes meios ambientais **(Catalina, P., 2004)**

Água da torneira, PH 5	2 dias
Água da torneira, pH 7	28 dias
Água do mar	18-24h
Lixo	10 dias
Solo húmido	35 dias
Solo saturado de urina	6 meses

3.1.4. Leptospirose humana

O período médio de incubação é de uma a duas semanas (dois dias a três semanas nos extremos). A expressão clínica da leptospirose é extremamente variável. No ser humano, a forma benigna é encontrada em 80% dos casos, com remissão espontânea, mas a infeção pode levar a complicações graves como insuficiência renal, hemorragia pulmonar e complicações cardíacas, com altas taxas de mortalidade (74%) para a síndrome hemorrágica pulmonar.Geralmente, a leptospirose é uma doença bifásica. A fase aguda inicial, que dura cerca de uma semana, caracteriza-se pelo aparecimento súbito de febre, arrepios, cefaleias, mialgias graves, sufusão conjuntival, anorexia, náuseas, vómitos e prostração. No entanto, após uma remissão de 3 a 4 dias, a febre pode recidivar, produzindo uma doença bifásica, pelo que a síndrome de Weil pode desenvolver-se após a fase aguda como a segunda fase de uma doença bifásica, ou pode simplesmente apresentar-se como uma doença simples e progressiva. Caracteriza-se por febre alta, iterícia intensa, hemorragia, disfunção renal e pulmonar, alterações neurológicas e colapso cardiovascular, com uma evolução clínica variável.

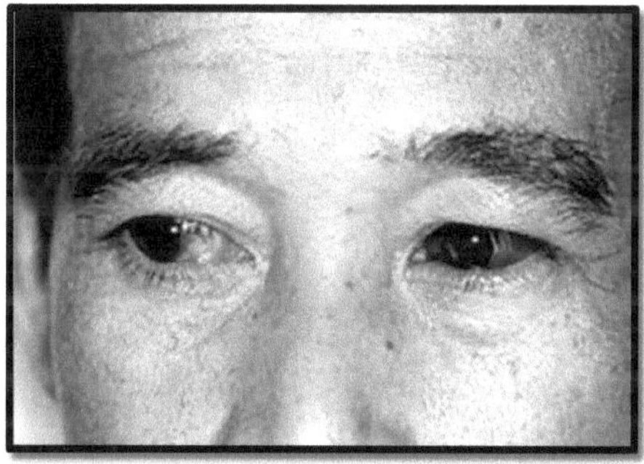

Figura 21: Leptospirose iterícia-hemorrágica no ser humano

Na população humana, certas pessoas estão particularmente expostas ao risco de contrair leptospirose, tais como veterinários, pescadores, talhantes e criadores de gado. A vacinação das populações de risco continua a ser a estratégia mais viável para controlar esta doença, mas uma vez que a proteção da vacina é específica para um determinado serogrupo, a identificação das estirpes de leptospiras envolvidas nas infecções é um fator-chave para a criação de um programa de vacinação.

3.1.5. Ratos e leptospiras

Os ratos são reservatórios naturais de leptospiras e são considerados uma das fontes mais importantes de leptospirose, uma vez que estão presentes em abundância em muitos ambientes. As leptospiras patogénicas foram isoladas pela primeira vez de ratos selvagens por Noguchi (1917), causando a morte após a inoculação numa cobaia. Desde o primeiro isolamento, foram efectuados numerosos estudos para investigar o papel dos ratos na leptospirose humana. A infeção por ratos é bem conhecida e levou a que a leptospirose fosse apelidada de "doença dos trabalhadores dos esgotos". As leptospiras penetram no corpo do rato, permanecem na sua corrente sanguínea durante um período de tempo variável e atingem o rim, que é o órgão alvo. Clinicamente, o rato não apresenta sintomas, mas as bactérias são regularmente eliminadas e disseminadas na urina, pelo que um rato pode permanecer infetado durante muitos meses ou mesmo durante toda a sua vida. Os ratos são, portanto, considerados uma das fontes mais importantes de leptospirose, uma vez que estão presentes em abundância em muitos ambientes, tendo-se verificado que a presença de ratos em casa é um fator de risco em doentes seropositivos. As flutuações nas populações de roedores podem influenciar a sazonalidade da leptospirose. As variações na incidência de casos podem estar localmente correlacionadas com a época de reprodução dos roedores: durante a época de parto, um grande número de roedores jovens do ano, não infectados, pode ficar infetado e excretar grandes quantidades de leptospiras, levando a um período de elevada transmissão da bactéria na população de roedores, seguido de um pico na incidência de casos humanos. No entanto, a urina foi a primeira via identificada de excreção das leptospiras nos ratos, descoberta no início do século XX. A urina permite que as leptospiras sejam transmitidas diretamente através do contacto com a pele ferida ou com as membranas mucosas, ou através de contaminação ambiental, por exemplo, no caso de camas de ratos domésticos ou numa cidade onde os ratos vivem em estreita proximidade. Geralmente, Interrogans é a espécie genómica mais descrita em ratos selvagens (Rattus spp.) em todo o mundo (serovar Icterohaemorrhagiae) e, em particular, no continente africano (serovar Canicola), tendo sido também identificadas outras espécies de Leptospira em Rattus spp, nomeadamente, L borgpetersenii e L. kischneri.

3.2. Peste bubónica

Doença conhecida por estar associada aos ratos, é causada pela Yersinia pestis, uma bactéria da família Enterobacteriaceae. Esta bactéria foi responsável pelas pandemias mais mortíferas da história da humanidade, a primeira das quais surgiu durante os séculos VI e VII, a segunda entre os séculos XIV e XVII e a terceira entre o século XIX e o início do século XX. Na Argélia, uma epidemia de peste bubónica atingiu o porto de Oran em 1556 e 1678, matando 3.000 pessoas. Em 1899, o porto de Skikda. Três outras epidemias foram registadas durante o século XIX: em 1921 (185 casos), em 1931 (76 casos) e em 1944 (95 casos). Pensava-se que era a ratazana castanha (Rattus Norvegicus) a responsável pela transmissão desta doença, mas a propagação da doença parece seguir a dispersão da ratazana preta (Rattus Rattus).

3.2.1. Transmissão

Na realidade, não é o rato em si que desencadeia a doença, mas sim as pulgas (ectoparasitas) que transporta, sensíveis à bactéria e responsáveis pela doença. Para que a doença persista numa região, é necessário que exista um reservatório selvagem (roedor selvagem) resistente aos bacilos (enzoótico) e outro roedor vivo suscetível. Perto do homem Após a morte de um rato infetado, as pulgas infectadas abandonam o cadáver do seu hospedeiro em busca de outro roedor ou, na sua falta, do homem. A peste pode então ser transmitida de ser humano para ser humano.

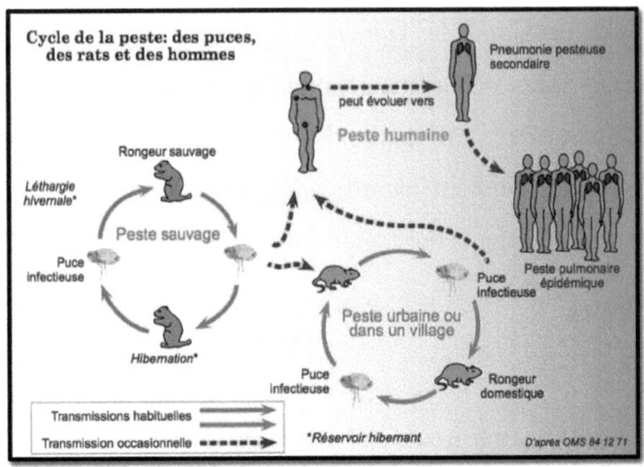

Figura 22: O ciclo da peste: pulgas, ratos e seres humanos.

https://books.openedition.org/irdeditions/6604

3.2.2. Sintomas

O período de incubação da doença dura sete dias; depois de o homem ser picado por pulgas infectadas, a bactéria penetra no organismo, atingindo o sistema linfático e, sobretudo, os gânglios linfáticos mais próximos, onde se replica,No início, instala-se subitamente uma sensação de frio, seguida de hipertermia que atinge os 40°C, acompanhada de dores de cabeça, dores nas costas, inquietação, o pulso torna-se rápido, estes sintomas são seguidos de prostração e de manifestações nervosas como ansiedade, delírio, coma ou convulsão, com o tempo, 75-.90% dos doentes desenvolvem um inchaço doloroso dos gânglios linfáticos, conhecido como bubão. Numa fase avançada, os gânglios linfáticos inflamados ulceram e tornam-se supurados, e a doença pode espalhar-se para os pulmões, resultando na forma pulmonar, mais grave. A taxa de mortalidade situa-se entre 30 e 60 na forma bubónica e é quase sempre fatal na forma pulmonar se não for tratada.

3.3. Outras zoonoses ligadas aos ratos

Estas zoonoses podem ser transmitidas diretamente dos ratos para o homem, ou indiretamente através de artrópodes, animais de criação ou alimentos contaminados.

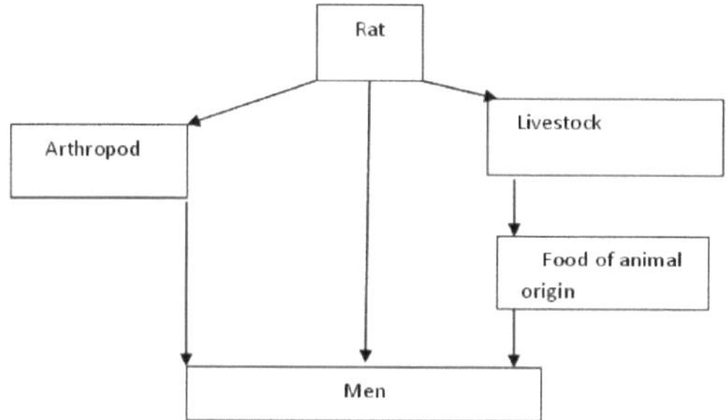

Figura 23: Transmissão direta e indireta de ratos para seres humanos **(Meerburg B.G et al; 2009)**

As zoonoses ligadas aos ratos incluem :

- Zoonoses virais.
- Zoonoses bacterianas.
- Zoonoses parasitárias.

Estas zoonoses estão resumidas nos quadros abaixo, de acordo com **(Ayral., F, 2015)**

Quadro 5: Zoonoses virais

Doença nos seres humanos	Agente	Manifestações em ratos	Transportador / depósito	Manifestações no ser humano	Modo de transmissão no ser humano
Febre hemorrágica com síndrome renal	Hantavírus Seul	NR	tanque	Febre, hemorragia, insuficiência renal	urina, fezes e saliva contaminadas
Hepatite E	Vírus da hepatite E	NR	?	hepatite aguda	alimentos contaminados
Poxvirose	Vírus da varíola	NR	tanque	úlcera cutânea	contacto próximo

NR: Não adiado

Quadro 6: Zoonoses bacterianas que não a leptospirose e a peste

Doença nos seres humanos	Agente	Manifestações em ratos	Transportador / depósito	Manifestações no ser humano	Modo de transmissão em o homem
Tifo murino	Rickettsia typhi	NR	tanque	febre, erupção cutânea, auto-limitada	X. cheopsis
Bartonelose	Bartonella elizabethae + 4 outros	NR	tanque	febre, endocardite, neuroretinite	X. cheopsis
Febre de Haverhill/ Estreptobacilose ou Sodoku	Streptobacillus moniliformis ou Spirillum minus	NR	reservatório (bactérias comensais)	febre, erupção cutânea, poliartrite, faringite	contacto próximo, mordeduras, alimentos contaminados
Infeção resistente aos antibióticos	Staph. aureus resistente	NR	portagem	infeção da pele e dos tecidos moles	NR
Infeção resistente aos antibióticos	Staph. pseudintermedius resistente à meticilina	NR	portagem	infeção cutânea	NR
Tuberculose	Mycobacterium bovis	Abcesso	portagem	pneumonia	NR
Colibacilose	E. coli (O157 STEC)	NR	portagem	gastroenterite	alimentos contaminados
Salmonelose	Salmonella spp.	NR	tanque	gastroenterite	Solo/água contaminado
Campilobacteriose	Campylobacter spp.	NR	portagem	gastroenterite	Solo/água contaminados
Yersiniose	Yersinia Enterocolitica Yersinia pseudotuberculosis	NR	portagem	gastroenterite	Solo/água contaminados
Infeção por Clostridium	Clostridium difficile	NR	portagem	colite	Solo/água contaminados

Quadro 7: Zoonoses parasitárias

Doença nos seres humanos	Agente	Manifestações em ratos	Transportador / depósito	Manifestações no ser humano	Modo de transmissão em o homem
Criptosporidiose	Cryptosporidium spp.	NR	tanque	enterite	alimentos/água contaminados
Toxoplasmose	Toxoplasma gondii	NR	tanque	febre, linfadenopatia, toxoplasmose congénita	alimentos ou ambiente contaminados
Triquinelose	Trichinella spiralis, nemátodo	NR	tanque	gastroenterite	carne de porco contaminada, crua ou mal cozinhada
Angiostrongilose	Angiostrongilus cantonensis, nemátodo	pneumonia granulomatosa	tanque	febre, angiostrongilose ocular ou meníngea	consumo do hospedeiro paraténico (molusco)
Hymenoleíase	Hymenolepis spp, cestode Rodentolepis spp, cestode	NR	tanque	assintomático	alimentos ou ambiente contaminados
Capilariose hepática	Capillaria hepatica	NR	tanque	hepatite eosinofílica (+/- subclínica)	alimentos ou ambiente contaminados

REFERÊNCIAS

1. **Ribeiro do Valle Teixeira, I., Gris, C. F.,** "Genetic diversity of grains, storage pests and their effects on the worldwide bean supply", Nova Science Publishers, In book: Feijão: Nutrição, Consumo e Saúde. 2011 - 353 p.

2. **Battersby, S., Hirschhorn, B.R., Amman, R.B., "Commensal rodents". Em Bonnefoy, X., Kampen, H., Sweeney, K.,** "Public health significance of urban pests", Copenhaga, Organização Mundial de Saúde. (2008), 387-419.

3. **Louarn, H. L., Quéré J.P.,** "Les rongeurs de France: faunistique et biologie". Edições Quae. (2003).

4. **Bonnefoy, Xavier, Kampen, Helge, Sweeney,** Kevin & Organização Mundial de Saúde. Gabinete Regional para a Europa (2008). Importância das pragas urbanas para a saúde pública. Organização Mundial de Saúde. Escritório Regional para a Europa. 596p. https://iris.who.int/handle/10665/107363

5. **Saint Girons, M.C.,** "Les Mammifères de France et du Benelux", (Faune Marine Exceptée), Doin, Paris, (1973), 481p.

6. **Tremblay, M.,** "Le Rat", Le jour éditeur, Québec (Coleção: Nos amis les animaux), (2001), 175p.

7. **Christiane, C. Denys,** "ORIGEM E EVOLUÇÃO DO RATO PRETO E DO RATO MARROM NA EUROPA: UMA HISTÓRIA DE CO-EVOLUÇÃO? Isabelle
Sidera. Evoluções: Evoluons-nous, Presses Universitaires de Paris Nanterre, 2022, 978-2-84016-512-5.hal 03986828.

8. **Musser, GG., Carlton MD.** 2005. Superfamília Muroidea. In: Wilson DE, Reeder DM (Eds). Mammal Species of the World: A Taxonomic and

Geographic Reference. JHU Press.

9. **Ahmim, M.,** "Les mammifères sauvages d'Algérie Répartition et Biologie de la Conservation". Les Editions du Net, (2019), 978-2312068961. hal-02375326, 289P.

10. **Harkness, J.E. e Wagner, J.E.,** "The biology and medicine of rabbits and rodents", 4ª edição Williams & Wilkins compagny, Baltimore, (1995), 372p.

11. **Bauck, L. e Bihun, C.,** "Basic Anatomy, Physiology, Husbandry, and Clinical Techniques" In: Quesenberry K.E., Carpenter J.W. (Eds). "Ferrets, Rabbits, and Rodents: Clinical Medicine and Surgery", segunda edição, Saunders, St Louis, (2004), 286-298.

12. **Berdroy, M. e DrickAmmer, L.,** "Comparative social organization and life history of Rattus and Mus". In: Wolff, J. e Sherman, P., (editores). "Rodent Societies: An Ecological and Evolutionary Perspective", University of Chicago Press, Chicago, (2007), 610p.

13. **Berdroy, M., Smith, P. e MacDonad, D.,** "Stability of Social Status in Wild Rats: Age and the Role of Settles Dominance", Behaviour, V. 132, n° (3-4), (1995), 193-212.

14. **Wurbel, H., Burn, C. e Latham, N.,** "The Behavior of Laboratory Mice and Rats". In: Jensen, P (editor). "The ethology of domestic animals" 2ª edição: um texto introdutório. CABI, Cambridge, (2009), 246 p.

15. Bolles, R., "Grooming behavior in the rat", J.Comp. Physiol Psychol, V. 53, n°3, (Jun 1960), 306-310.

16. **Fullerton, H. A. e Berdroy, M.,** "Rats", In: Tynes V (editor). "Behavior of Exotic Pets". Blackwell Publishing, Cambridge, (agosto de 2010), 104-116, 248 p.

17. **Modlinska K, Pisula W.,** The Norway rat, from an obnoxious pest to a laboratory pet. Elife. 2020 Jan 17;9:e50651. doi: 10.7554/eLife.50651. PMID: 31948542; PMCID: PMC6968928.

18. **Hurst, J., Bernard, C.J., Hare, R., Whelldon, E.B. e West, C.D.,** "Housing and welfare in laboratory rats: time-budgeting and pathophysiology in single- sex groups". Animal Behaviour, V. 52, n°2, (agosto de 1996), 335-360.

19. **Meyer, A.,** "Urban commensal rodent control: fact or fiction?" (Controlo de roedores comensais urbanos: facto ou ficção?) In Singleton, R.G., Hinds, A.L., Krebs, J.C., Spratt, M.D. (eds), "Rats, mice and people:rodent biology and management", Camberra, Australian Centre for International Agricultural Research, (2003), 446-450.

20. **Lennox, A. e Bauck, L.,** "Small rodents" (Pequenos roedores). In: Quesenberry, K. e Carpenter, J., (editores). "Ferrets, Rabbits and Rodents Clinical Medicine and Surgery", 3.ª edição. Elsevier, St Louis, (2011), 608 p.

21. **Galef, B.G. Jr. e Wigmore, S.W.,** (1983) "Transfer of information concerning distant foods": a laboratory investigation of the "information centre" hypothesis. Animal Behaviour, V. 31, n°3, (agosto de 1983), 748-758.

22. **Posadas-Andrews, A. e Roper, T.J.,** "Social transmission of food preferences in adult rats", Animal Behaviour, V. 31, n°3, (fevereiro de 1983), 265- 271.

23. **Galef, B., Mason, J., Preti, G. e Bean, N.,** "Carbon Disulfide: A Semiochemical Mediating Socially-Induced Diet Choice in Rats". Physiol Behav, V. 42, n°2, (1988), 119-124.

24. **Galef, B.G. Jr. e Clark, M.M.,** "Mother's milk and adult presence: two factors determining initial dietary selection by weanling rats", Journal of Comparative and Physiological Psychology, V. 78, n°2, (fevereiro de 1972),

220- 225.

25. **Bond, N.W.,** "The poisoned partner effect in rats: some parametric considerations". Animal Learning and Behaviour, V. 12, n°1, (março de 1984), 89- 96.

26. **Hepper, P.G.,** "Fetal olfaction" (Olfato fetal). In: MacDonald DW, Muller-Schwarze D, Natynczuk SE, eds. "Chemical signals in vertebrates". Oxford, Oxford University Press: (1990), 282-287.

27. **Lanoix J. N. e Roy M. L.,** "Manuel du technicien sanitaire", Organização Mundial de Saúde, Genebra, (1976), 193p.

28. **Fortin A.,** "VERS UNE GESTION PLUS EFFICACE ET DURABLE DES RATS EN MILIEU URBAIN", MAITRISE EN ENVIRONNEMENT UNIVERSITÉ DE SHERBROOKE, 2012.

29. **Hinds, L.A., Hardy, C.M., Lawson, M.A. e Singleton, G.R.,** "Developments in Fertility Control For Pest Animal Management". In: Ratos, ratazanas e pessoas: Rodent Biology and Management, Singleton, G.R., Hinds, C.J. Krebs e Spratt, D.M., (Eds), ACIAR Monograph, Austrália (2003), 31-36.

30. **Bridier, E., Aure, F., Mottier, F., Nivet, A., Lai-Man, G. e Boyer, N.,** "Les rongeurs à la Réunion, sources de nombreux fléaux", Phytoma Déf. Vég, V. 595, (julho de 2006), 9-12.

31. **Davis, D.E.,** "The Characteristics of Rat Populations", Quart. Rev. Biol, V. 28, n°4, (dezembro de 1953), 373-401.

32. **Twigg, G.,** The brown rat. Devon, David & Charles (Holdings) Ltd, (1975), 150p.

33. **Sarisky, P.J., Hirschhorn, B.R. e Baumann, J.G.** (2008). Gestão integrada das pragas. Em Bonnefoy, X., Kampen, H. e Sweeney, K., Public health

significance of urban pests (pp. 543-562). Copenhaga, Organização Mundial de Saúde. ISBN # 978-92-890-7188-8

34. **Flint, M. e Gouveia, P.** (2001). O conceito de proteção integrada. In ARN Publications, IPM in pratice - Principles and methods of integrated pest management (p. 31-52). Okland, Califórnia, Biblioteca do Congresso.

35. **Greaves, J.H., Hammond, L.E. e Bathard, A.H.,** "The control of re-invasion by rats of part of a sewer network", The Annals of Applied Biology, V. 62, n°2, (outubro de 1968), 341-351.

36. **Barnett, S.A.,** "The rat: a study in behavior". Chicago, University of Chicago Press, (1975).

37. **Ahmim, M.,** "Les mammifères d'Algérie des origines à nos jours", (2004), páginas 199, 200, 203 e 206.

38. **LE BERRE M.,** 1990 - Fauna do Sara - Mamíferos. Raymond CHABAUD - LECHEVALIER, T. 2, 360 p.

39. Aplicador de Pesticidas de Saúde PúblicaÍndice do Manual de Formação, http://entomology.ifas.ufl.edu/fasulo/vetor/.

40. **Herbreteau, V.; Jittapalapong, S.; Rerkamnuaychoke, W.; Chaval, Y.; Cosson, J.F.; Morand, S.** "Protocols for Field and Laboratory Rodent Studies"; Kasetsart University: Banguecoque, Tailândia, 2011; p. 51.

41. **Hartskeerl, R. A., Collares-Pereira, M., & Ellis, W. A.,** "Emergence, control and reemerging leptospirosis: dynamics of infection in the changing world", Clinical Microbiology and Infection, V.17 n°4, (2011), 494-501.

42. **Levett, P.N.,** "Leptospirosis", Clinical Microbiology Reviews, V. 14, n°2, (abril de 2001), 296-326.

43. Organização Mundial da Saúde. O controlo das doenças zoonóticas

negligenciadas: da sensibilização à ação: relatório da quarta reunião internacional realizada na sede da OMS, Genebra, Suíça, 19-20 de novembro de 2014. (2015). http://apps.who.int/iris/handle/10665/183458

44. **Costa, F., Hagan, J.E., Calcagno, J., Kane, M., Torgerson, P., Martinez-Silveira, M.S., et al.** "Global Morbidity and Mortality of Leptospirosis: A Systematic Review", PLoS Negl Trop Dis V. 9, (2015), e0003898.

45. **Vinetz J.M, Watt.G.,** "79 - Leptospirose", Hunter's Tropical Medicine and Emerging Infectious Diseases (Décima edição), 2020, 636-640.

46. **Bomfim, M.R.Q., Barbosa-Stancioli, E.F., Koury. M.C.,** "Detection of pathogenic leptospires in urine from naturally infected cattle by nested PCR", Vet J, V. 178 (2007), 251-6.

47. **Jirasak Wong-ekkabut, Sudarat Chadsuthi, Wannapong Triampo, Galayanee Doungchawee, Darapond Triampo e Chartchai Krittanai,** "Investigação sobre a leptospirose: Response of pathogenic spirochete to ultaviolet-A irradiation", African Journal of Biotechnology, V. 8, no. 14, (20 de julho de 2009),3341-3352.

48. Bharti, A.R., Nally, J.E., Ricaldi, J.N., Matthias, M.A., Diaz, M.M., Lovett,M.A., Levett, P.N., Gilman, R.H., Willig, M.R., Gotuzzo, E. e Vinetz, J.M., em nome do Consórcio Peru-Estados Unidos para a Leptospirose, "Leptospirose: uma doença zoonótica de importância global", The Lancet infectious disease,V. 3, n° 12, (dezembro de 2003), 757-771.

49. **Legrand, E.,** "La leptospirose bovine", Thèse d'exercice vétérinaire, Doctorat Vétérinaire Faculté De Médecine De Creteil, Alfort, (2007).

50. **Charon, N.W. e Goldstein S.F.,** "Genetics of motility and chemotaxis of a fascinating group of bacteria: The Spirochetes", Annu Rev Genet, V. 36, (Jun 2002), 47-73.

51. INSTITUT PASTEURFrança :http://www.pasteur.fr/recherche/Leptospira/Leptospira.html.

52. **Adler, B. e de la Peña Moctezuma, A.,** "Leptospira and leptospirosis", Veterinary Microbiology, V. 140, n° 3-4, (janeiro de 2010), 287-296.

53. **Kodjo, A.,** "Pré-requisitos para o diagnóstico biológico da leptospirose canina", PratiqueVet, vol. 52, (2017), pp. 146-149.

54. **Caimi, K., & Ruybal, P.** (2020). "Leptospira Spp. um gênero em fase de diversidade e expansão de dados genômicos. Infeção, genética e evolução": Journal of Molecular Epidemiology and Evolutionary Genetics in Infectious Diseases, 81, 104241. 10.1016/j.meegid.2020.104241

55. **Nennig, M.,** Profil sérologique et recherche de leptospires pathogènes par méthode PCR sur sang et urine de chiens apparemment sains : étude prospective sur 30 cas. (2012), http://portaildoc-veto.vetagrosup. en/?q=node/122.

56. **Brenner, D.J., Kaufmann, A.F., Sulzer, K.R., Steigerwalt, A.G., Rogers, F.C. and Weyant, R.,** "Further determination of DNA relatedness between serogroups and serovars in the family Leptospiraceae with a proposal for Leptospira alexanderi sp. nov. and four new Leptospira genomospecies", International Journal of Systematic Bacteriology, V. 49, n° Pt 2, (April 1999), 839-858.

57. **Xu, Y., Zhu, Y., Wang, Y., Chang, Y.F., Zhang, Y., Jiang, X., Wang, J.,** (2016). "O sequenciamento do genoma completo revelou plasticidade genômica focada na adaptação do hospedeiro de Leptospira patogênica", Relatórios Científicos, 6. (2016).

58. **Marquez, A., Djelouadji, Z., Lattard, V., e A. Kodjo, A.,** "Overview of laboratory methods to diagnose Leptospirosis and to identify and to type leptospires", Int. Microbiol, vol. 20, no. 4, (2017), pp. 184-193.

59. **Boey, K., Shiokawa, K., Rajeev, S.,** "Infeção por Leptospira em ratos: Uma revisão da literatura sobre prevalência e distribuição global, PLoS Negl Trop

Dis, V. 13, (2019), e0007499.

60. **Ko, A.I., Goarant, C., Picardeau, M.,** "Leptospira: the dawn of the molecular genetics era for an emerging zoonotic pathogen", Nat Rev Microbiol, V. 7, n°10, (2009), 736-47.

61. **Ayral, F., Artois, J., Zilber, A.L., Widen, F., Pounder, K.C., Aubert, D., e Atrois, M.,** "The relationship between socioeconomic indices and potentially zoonotic pathogens carried by wild Norway rats: Asurvey in Rhône, France (2010-2012)", Epidemiology and Infection, V. 143 n°3, (2015), 586-599.

62. **Trueba, G., Zapata, S., Madrid, K., Cullen, p., Haake, D.,** "Cell aggregation a mechanism of pathogenic Leptospira to survive in fresh water", Inte Microbiol,
V. 7, (2004), 35-40.

63. **Chang, S.L., Buckingham, M., Taylor, M.P.,** "Studies on Leptospira icterohaemorrhagiae; survival in water and sewage; destruction in water by halogen compounds, synthetic detergents, and heat", J Infect Dis, V. 82 n°3, (May-Junc 1948), 256-66.

64. **Catalina, P.,** "Leptospirose e empresas. Conduite à tenir" (2004), 5p.

65. Guerra, M.A., "Leptospirosis", Journal of American Veterinary Medical Association, V. 234, n° 4, (fevereiro de 2009), 472-478.

66. **Perolat, P.,** LEPTOSPIRA - Curso de Bacteriologia Médica. 2003. Université Médicale Virtuelle Francophone (UMVF) - Université Paris Descartes (12/02/2020). http://www.microbes-edu.org/etudiant/Leptospira.

67. **Dolhnikoff, M., Mauad, T., Bethlem, E. P., Carvalho, C. R.,** "Patologia e fisiopatologia das manifestações pulmonares na leptospirose", Brazilain Journal of Infectious Diseases, V. 11, (2007), **142-148**.

68. Organização Mundial de Saúde (OMS). 2003. Leptospirose Humana:

Guidance for Diagnosis, Surveillance and Control (Orientação para o diagnóstico, vigilância e controlo). Genebra, Suíça: http://www.who.int/csr/don/en/WHO_CDS_CSR_EPH_2002.23.pdf.

69. **Yinghua, Xu, Qiang, Ye,** "Vacinas contra a leptospirose humana na China", Hum Vaccin Immunother, V. 14 n°4, (2018), 984-993.

70. Leptospirose, "informações e tratamentos", Institut Pasteur France, (2018).

71. **Mohamed-Hassan, S.N., Bahaman, A.R. Mutalib e Khairani-Bejo, S.,** "Prevalence of Pathogenic Leptospires in Rats from Selected Locations in Peninsular Malysia", Research Journal of Animal Sciences, V. 6, n°1, (2012), 12-25.

72. **Vintz, J.M., G.E. Glass, C.E. Flexner, P. Mueller e D.C. Kaslow,** "Sporadic urban leptospirosis", Ann.Intern.Med, V. 125, n° 10, (novembro de 1996), 794-798.

73. **KOSSEY-VRAIN, C.,** "La leptospirose canine: revue bibliographique", Med. Vét. ENVA, N°135, (2004), 150p.

74. **Barcellos, C., Lammerhirt, C.B., de Almeida, M.A.B. e dos Santos, E.,** "Distribuição espacial da leptospirose no Rio Grande do Sul, Brasil: recuperando a ecologia dos estudos ecológicos", Cad Saude Publica, V. 19, n° 5, (Set-Out 2003), 1283-1292.

75. **Davis, S., Calvet, E. e Leirs, H.,** "Fluctuating rodent populations and risk to humans from rodent-borne zoonoses", Vect Borne Zoo Dis, V. 5, n°4, (Winter 2005), 305-314.

76. **Holt, J., Davis, S. e Leirs, H.,** "A model of leptospirosis infection in an African rodent to determine risk to humans: seasonal fluctuations and the impact of rodent control", Ata Trop, V. 99, n° (2-3), (outubro de 2006), 218-225.

77. **Villanueva, S. Y. A. M., M. Saito, R. A. Baterna, C. A. M. Estrada, A. K. B. Rivera, M.C. Dato et al.** "Relação Leptospira-Rato-Humano em Luzon, Filipinas". Micróbios e Infeção / Institut Pasteur, V. 16, n° 11, (2014), 902-

10.

78. **Ido, Y., Hoki, R., Ito, H. e Wani H.**, "The rat as a carrier of Spirochaeta icterohaemorrhagiae, the causative agent of Weil's disease (Spirochaetosis icteohaemorrhagica)", J Exp Med, V 26, n° 3, (setembro de 1917), 341-353.

79. Gaudie, C. M., Featherstone, C. A., Phillips, W. S., McNaught ,R., Rhodes,P. M., Errington, J., et al. "Infeção humana por Leptospira Interrogans Serogroup Icterohaemorrhagiae (doença de Weil) adquirida de ratos de estimação". The Veterinary Record, V. 163, No. 20, (2008), 599-601.

80. **Inge, M. Krijger, Ahmed A. A. Ahmed, Marga G. A. Goris, Peter W. G. Groot Koerkamp, e Bastiaan G. Meerburg,;** "Prevalence of Leptospira Infection in Rodents from Bangladesh" nt. J. Environ. Res. Public Health. 2019, 16-2113.

81. **Houemenou, G., Ahmed, A., Libois, R., Hartskeerl, R. A.,** "Prevalência de Leptospira spp. em populações de pequenos mamíferos em Cotonou, Benim". Hindawi Publishing Corporation ISRN Epidemiology, V. 2013, (2013), Artigo ID 502638, 8 páginas.

82. **Perry, RD, e Fetherston, JD,** "Yersinia pestis-etiologic agent of plague", Clin Microbiol Rev, 10(1), 35, 1997.

83. **Bastiaan G Meerburg, Grant R Singleton, e Aize Kijlstra,** "Rodent-borne diseases and their risks for public health", Critical Reviews in Microbiology, 2009; 35(3): 221-270.

84. Boletim de saúde. Governo Geral da Algéria. 1909-1941. p. 94-524.

85. **Mafart B, Brisou P, Bertherat E.** Epidemiologia e gestão das epidemias de peste no Mediterrâneo durante a Segunda Guerra Mundial. Bull Soc Pathol Exot. 2004;97:306-10.

86. Organização Mundial de Saúde www.who.int/fr/news-room/fact-sheets/detail/plague.

87. **Ayral, F.**, "Vers une surveillance des zoonoses associées aux rats (Rattus Norvegicus), tese de doutoramento da Universidade Grinoble Alpes, maio de 2015.

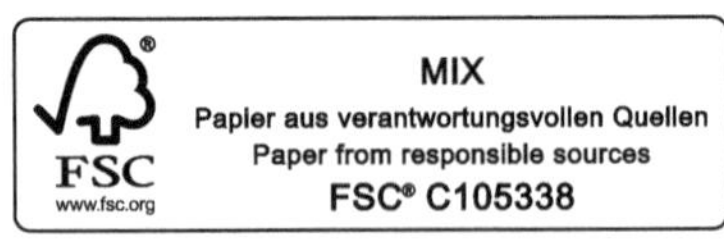

Printed by Books on Demand GmbH, Norderstedt / Germany